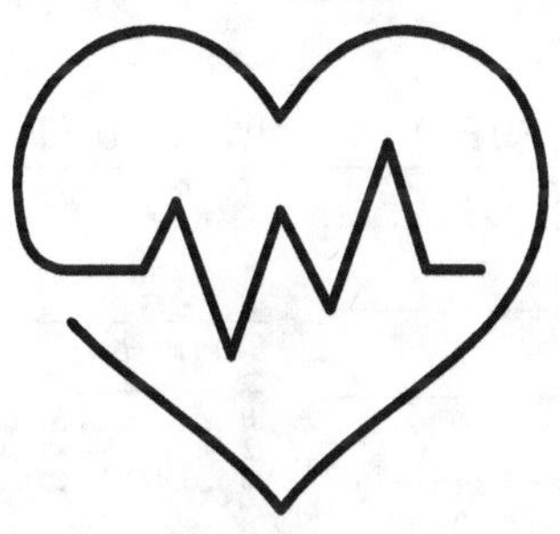

This book belongs to:

____

You've got this
FITNESS TRACKER

WEEK OF: / /

WORKOUT | **FOOD (FUEL)**
TYPE:
B
L
DURATION:
D
H2O
S

WORKOUT | **FOOD (FUEL)**
TYPE:
B
L
DURATION:
D
H2O
S

WORKOUT | **FOOD (FUEL)**
TYPE:
B
L
DURATION:
D
H2O
S

WORKOUT | **FOOD (FUEL)**
TYPE:
B
L
DURATION:
D
H2O
S

WORKOUT | **FOOD (FUEL)**
TYPE:
B
L
DURATION:
D
H2O
S

WORKOUT | **FOOD (FUEL)**
TYPE:
B
L
DURATION:
D
H2O
S

WORKOUT | **FOOD (FUEL)**
TYPE:
B
L
DURATION:
D
H2O
S

1.
2.
3.
4.
5.

You've got this
FITNESS TRACKER

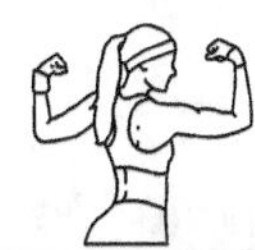

WEEK OF: / /

Monday

WORKOUT
TYPE:

DURATION:

H2O

FOOD (FUEL)
B ______
L ______
D ______
S ______

Tuesday

WORKOUT
TYPE:

DURATION:

H2O

FOOD (FUEL)
B ______
L ______
D ______
S ______

Wednesday

WORKOUT
TYPE:

DURATION:

H2O

FOOD (FUEL)
B ______
L ______
D ______
S ______

Thursday

WORKOUT
TYPE:

DURATION:

H2O

FOOD (FUEL)
B ______
L ______
D ______
S ______

Friday

WORKOUT
TYPE:

DURATION:

H2O

FOOD (FUEL)
B ______
L ______
D ______
S ______

Saturday

WORKOUT
TYPE:

DURATION:

H2O

FOOD (FUEL)
B ______
L ______
D ______
S ______

Sunday

WORKOUT
TYPE:

DURATION:

H2O

FOOD (FUEL)
B ______
L ______
D ______
S ______

Weekly Health Goals

1. ______
2. ______
3. ______
4. ______
5. ______

You've got this
FITNESS TRACKER

WEEK OF: / /

WORKOUT | FOOD (FUEL)

TYPE:

B ________________

L ________________

DURATION:

D ________________

H2O

S ________________

WORKOUT | FOOD (FUEL)

TYPE:

B ________________

L ________________

DURATION:

D ________________

H2O

S ________________

WORKOUT | FOOD (FUEL)

TYPE:

B ________________

L ________________

DURATION:

D ________________

H2O

S ________________

WORKOUT | FOOD (FUEL)

TYPE:

B ________________

L ________________

DURATION:

D ________________

H2O

S ________________

WORKOUT | FOOD (FUEL)

TYPE:

B ________________

L ________________

DURATION:

D ________________

H2O

S ________________

WORKOUT | FOOD (FUEL)

TYPE:

B ________________

L ________________

DURATION:

D ________________

H2O

S ________________

WORKOUT | FOOD (FUEL)

TYPE:

B ________________

L ________________

DURATION:

D ________________

H2O

S ________________

1. ________________________

2. ________________________

3. ________________________

4. ________________________

5. ________________________

You've got this
FITNESS TRACKER

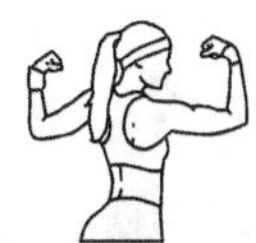

WEEK OF: / /

Monday

WORKOUT

TYPE:

DURATION:

H2O

FOOD (FUEL)

B ___________

L ___________

D ___________

S ___________

Tuesday

WORKOUT

TYPE:

DURATION:

H2O

FOOD (FUEL)

B ___________

L ___________

D ___________

S ___________

Wednesday

WORKOUT

TYPE:

DURATION:

H2O

FOOD (FUEL)

B ___________

L ___________

D ___________

S ___________

Thursday

WORKOUT

TYPE:

DURATION:

H2O

FOOD (FUEL)

B ___________

L ___________

D ___________

S ___________

Friday

WORKOUT

TYPE:

DURATION:

H2O

FOOD (FUEL)

B ___________

L ___________

D ___________

S ___________

Saturday

WORKOUT

TYPE:

DURATION:

H2O

FOOD (FUEL)

B ___________

L ___________

D ___________

S ___________

Sunday

WORKOUT

TYPE:

DURATION:

H2O

FOOD (FUEL)

B ___________

L ___________

D ___________

S ___________

Weekly Health Goals

1. ___________

2. ___________

3. ___________

4. ___________

5. ___________

You've got this
FITNESS TRACKER

WEEK OF: / /

WORKOUT | FOOD (FUEL)

TYPE:

B_______
L_______

DURATION:

D_______

H2O

S_______

WORKOUT | FOOD (FUEL)

TYPE:

B_______
L_______

DURATION:

D_______

H2O

S_______

WORKOUT | FOOD (FUEL)

TYPE:

B_______
L_______

DURATION:

D_______

H2O

S_______

WORKOUT | FOOD (FUEL)

TYPE:

B_______
L_______

DURATION:

D_______

H2O

S_______

WORKOUT | FOOD (FUEL)

TYPE:

B_______
L_______

DURATION:

D_______

H2O

S_______

WORKOUT | FOOD (FUEL)

TYPE:

B_______
L_______

DURATION:

D_______

H2O

S_______

WORKOUT | FOOD (FUEL)

TYPE:

B_______
L_______

DURATION:

D_______

H2O

S_______

1. _______________
2. _______________
3. _______________
4. _______________
5. _______________

You've got this
FITNESS TRACKER

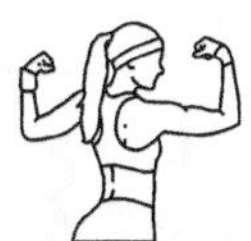

WEEK OF: / /

Monday

WORKOUT
TYPE:

DURATION:

H2O

FOOD (FUEL)
B _______________
L _______________
D _______________
S _______________

Tuesday

WORKOUT
TYPE:

DURATION:

H2O

FOOD (FUEL)
B _______________
L _______________
D _______________
S _______________

Wednesday

WORKOUT
TYPE:

DURATION:

H2O

FOOD (FUEL)
B _______________
L _______________
D _______________
S _______________

Thursday

WORKOUT
TYPE:

DURATION:

H2O

FOOD (FUEL)
B _______________
L _______________
D _______________
S _______________

Friday

WORKOUT
TYPE:

DURATION:

H2O

FOOD (FUEL)
B _______________
L _______________
D _______________
S _______________

Saturday

WORKOUT
TYPE:

DURATION:

H2O

FOOD (FUEL)
B _______________
L _______________
D _______________
S _______________

Sunday

WORKOUT
TYPE:

DURATION:

H2O

FOOD (FUEL)
B _______________
L _______________
D _______________
S _______________

Weekly Health Goals

1. _______________
2. _______________
3. _______________
4. _______________
5. _______________

You've got this
FITNESS TRACKER

WEEK OF: / /

WORKOUT | FOOD (FUEL)

TYPE:

B ____________

L ____________

DURATION:

D ____________

H2O

S ____________

WORKOUT | FOOD (FUEL)

TYPE:

B ____________

L ____________

DURATION:

D ____________

H2O

S ____________

WORKOUT | FOOD (FUEL)

TYPE:

B ____________

L ____________

DURATION:

D ____________

H2O

S ____________

WORKOUT | FOOD (FUEL)

TYPE:

B ____________

L ____________

DURATION:

D ____________

H2O

S ____________

WORKOUT | FOOD (FUEL)

TYPE:

B ____________

L ____________

DURATION:

D ____________

H2O

S ____________

WORKOUT | FOOD (FUEL)

TYPE:

B ____________

L ____________

DURATION:

D ____________

H2O

S ____________

WORKOUT | FOOD (FUEL)

TYPE:

B ____________

L ____________

DURATION:

D ____________

H2O

S ____________

1. ____________________

2. ____________________

3. ____________________

4. ____________________

5. ____________________

You've got this
FITNESS TRACKER

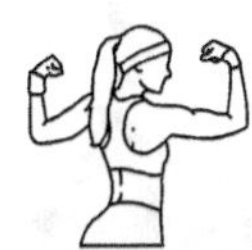

WEEK OF: / /

WORKOUT

TYPE:

DURATION:

H2O

FOOD (FUEL)

B
L
D
S

WORKOUT

TYPE:

DURATION:

H2O

FOOD (FUEL)

B
L
D
S

WORKOUT

TYPE:

DURATION:

H2O

FOOD (FUEL)

B
L
D
S

WORKOUT

TYPE:

DURATION:

H2O

FOOD (FUEL)

B
L
D
S

WORKOUT

TYPE:

DURATION:

H2O

FOOD (FUEL)

B
L
D
S

WORKOUT

TYPE:

DURATION:

H2O

FOOD (FUEL)

B
L
D
S

WORKOUT

TYPE:

DURATION:

H2O

FOOD (FUEL)

B
L
D
S

1.
2.
3.
4.
5.

You've got this
FITNESS TRACKER

WEEK OF: / /

Monday

WORKOUT | **FOOD (FUEL)**

TYPE:

DURATION:

H2O

B ________
L ________
D ________
S ________

Tuesday

WORKOUT | **FOOD (FUEL)**

TYPE:

DURATION:

H2O

B ________
L ________
D ________
S ________

Wednesday

WORKOUT | **FOOD (FUEL)**

TYPE:

DURATION:

H2O

B ________
L ________
D ________
S ________

Thursday

WORKOUT | **FOOD (FUEL)**

TYPE:

DURATION:

H2O

B ________
L ________
D ________
S ________

Friday

WORKOUT | **FOOD (FUEL)**

TYPE:

DURATION:

H2O

B ________
L ________
D ________
S ________

Saturday

WORKOUT | **FOOD (FUEL)**

TYPE:

DURATION:

H2O

B ________
L ________
D ________
S ________

Sunday

WORKOUT | **FOOD (FUEL)**

TYPE:

DURATION:

H2O

B ________
L ________
D ________
S ________

Weekly Health Goals

1. ________________________
2. ________________________
3. ________________________
4. ________________________
5. ________________________

You've got this
FITNESS TRACKER

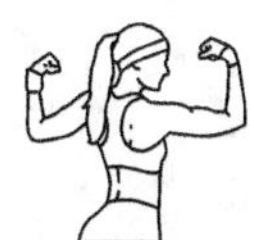

WEEK OF: / /

Monday

WORKOUT

TYPE:

DURATION:

H2O

FOOD (FUEL)

B

L

D

S

Tuesday

WORKOUT

TYPE:

DURATION:

H2O

FOOD (FUEL)

B

L

D

S

Wednesday

WORKOUT

TYPE:

DURATION:

H2O

FOOD (FUEL)

B

L

D

S

Thursday

WORKOUT

TYPE:

DURATION:

H2O

FOOD (FUEL)

B

L

D

S

Friday

WORKOUT

TYPE:

DURATION:

H2O

FOOD (FUEL)

B

L

D

S

Saturday

WORKOUT

TYPE:

DURATION:

H2O

FOOD (FUEL)

B

L

D

S

Sunday

WORKOUT

TYPE:

DURATION:

H2O

FOOD (FUEL)

B

L

D

S

Weekly Health Goals

1.
2.
3.
4.
5.

I want to see
what happens if
I don't give up.

You've got this
FITNESS TRACKER

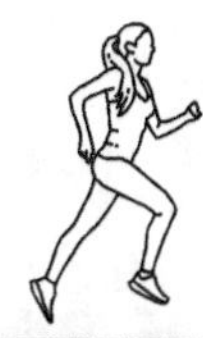

WEEK OF: / /

Monday

WORKOUT
TYPE:

DURATION:

H2O

FOOD (FUEL)
B ________________
L ________________
D ________________
S ________________

Tuesday

WORKOUT
TYPE:

DURATION:

H2O

FOOD (FUEL)
B ________________
L ________________
D ________________
S ________________

Wednesday

WORKOUT
TYPE:

DURATION:

H2O

FOOD (FUEL)
B ________________
L ________________
D ________________
S ________________

Thursday

WORKOUT
TYPE:

DURATION:

H2O

FOOD (FUEL)
B ________________
L ________________
D ________________
S ________________

Friday

WORKOUT
TYPE:

DURATION:

H2O

FOOD (FUEL)
B ________________
L ________________
D ________________
S ________________

Saturday

WORKOUT
TYPE:

DURATION:

H2O

FOOD (FUEL)
B ________________
L ________________
D ________________
S ________________

Sunday

WORKOUT
TYPE:

DURATION:

H2O

FOOD (FUEL)
B ________________
L ________________
D ________________
S ________________

Weekly Health Goals

1. ________________________________
2. ________________________________
3. ________________________________
4. ________________________________
5. ________________________________

FITNESS TRACKER

WEEK OF: / /

Monday

WORKOUT	FOOD (FUEL)
TYPE:	B_________
	L_________
DURATION:	D_________
H2O	S_________

Tuesday

WORKOUT	FOOD (FUEL)
TYPE:	B_________
	L_________
DURATION:	D_________
H2O	S_________

Wednesday

WORKOUT	FOOD (FUEL)
TYPE:	B_________
	L_________
DURATION:	D_________
H2O	S_________

Thursday

WORKOUT	FOOD (FUEL)
TYPE:	B_________
	L_________
DURATION:	D_________
H2O	S_________

Friday

WORKOUT	FOOD (FUEL)
TYPE:	B_________
	L_________
DURATION:	D_________
H2O	S_________

Saturday

WORKOUT	FOOD (FUEL)
TYPE:	B_________
	L_________
DURATION:	D_________
H2O	S_________

Sunday

WORKOUT	FOOD (FUEL)
TYPE:	B_________
	L_________
DURATION:	D_________
H2O	S_________

Weekly Health Goals

1. _______________
2. _______________
3. _______________
4. _______________
5. _______________

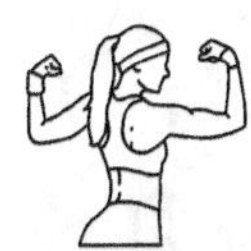

WEEK OF: / /

Monday

WORKOUT
TYPE:

DURATION:

H2O

FOOD (FUEL)
B

L

D

S

Tuesday

WORKOUT
TYPE:

DURATION:

H2O

FOOD (FUEL)
B

L

D

S

Wednesday

WORKOUT
TYPE:

DURATION:

H2O

FOOD (FUEL)
B

L

D

S

Thursday

WORKOUT
TYPE:

DURATION:

H2O

FOOD (FUEL)
B

L

D

S

Friday

WORKOUT
TYPE:

DURATION:

H2O

FOOD (FUEL)
B

L

D

S

Saturday

WORKOUT
TYPE:

DURATION:

H2O

FOOD (FUEL)
B

L

D

S

Sunday

WORKOUT
TYPE:

DURATION:

H2O

FOOD (FUEL)
B

L

D

S

Weekly Health Goals

1.

2.

3.

4.

5.

WEEK OF: / /

Monday

WORKOUT

TYPE:

DURATION:

H 2 0

FOOD (FUEL)

B

L

D

S

Tuesday

WORKOUT

TYPE:

DURATION:

H 2 0

FOOD (FUEL)

B

L

D

S

Wednesday

WORKOUT

TYPE:

DURATION:

H 2 0

FOOD (FUEL)

B

L

D

S

Thursday

WORKOUT

TYPE:

DURATION:

H 2 0

FOOD (FUEL)

B

L

D

S

Friday

WORKOUT

TYPE:

DURATION:

H 2 0

FOOD (FUEL)

B

L

D

S

Saturday

WORKOUT

TYPE:

DURATION:

H 2 0

FOOD (FUEL)

B

L

D

S

Sunday

WORKOUT

TYPE:

DURATION:

H 2 0

FOOD (FUEL)

B

L

D

S

Weekly Health Goals

1.
2.
3.
4.
5.

You've got this
FITNESS TRACKER

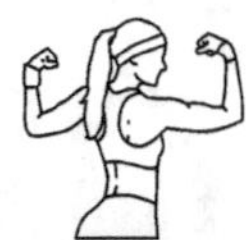

WEEK OF: / /

WORKOUT
TYPE:

DURATION:

H2O

FOOD (FUEL)
B ______________
L ______________
D ______________
S ______________

WORKOUT
TYPE:

DURATION:

H2O

FOOD (FUEL)
B ______________
L ______________
D ______________
S ______________

WORKOUT
TYPE:

DURATION:

H2O

FOOD (FUEL)
B ______________
L ______________
D ______________
S ______________

WORKOUT
TYPE:

DURATION:

H2O

FOOD (FUEL)
B ______________
L ______________
D ______________
S ______________

WORKOUT
TYPE:

DURATION:

H2O

FOOD (FUEL)
B ______________
L ______________
D ______________
S ______________

WORKOUT
TYPE:

DURATION:

H2O

FOOD (FUEL)
B ______________
L ______________
D ______________
S ______________

WORKOUT
TYPE:

DURATION:

H2O

FOOD (FUEL)
B ______________
L ______________
D ______________
S ______________

1. ______________
2. ______________
3. ______________
4. ______________
5. ______________

You've got this
FITNESS TRACKER

WEEK OF: / /

WORKOUT
TYPE:

DURATION:

H2O

FOOD (FUEL)
B ______________
L ______________
D ______________
S ______________

WORKOUT
TYPE:

DURATION:

H2O

FOOD (FUEL)
B ______________
L ______________
D ______________
S ______________

WORKOUT
TYPE:

DURATION:

H2O

FOOD (FUEL)
B ______________
L ______________
D ______________
S ______________

WORKOUT
TYPE:

DURATION:

H2O

FOOD (FUEL)
B ______________
L ______________
D ______________
S ______________

WORKOUT
TYPE:

DURATION:

H2O

FOOD (FUEL)
B ______________
L ______________
D ______________
S ______________

WORKOUT
TYPE:

DURATION:

H2O

FOOD (FUEL)
B ______________
L ______________
D ______________
S ______________

WORKOUT
TYPE:

DURATION:

H2O

FOOD (FUEL)
B ______________
L ______________
D ______________
S ______________

1. ______________________________
2. ______________________________
3. ______________________________
4. ______________________________
5. ______________________________

You've got this
FITNESS TRACKER

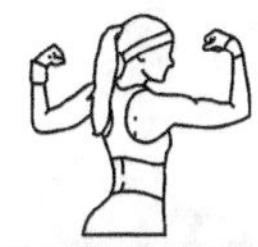

WEEK OF: / /

WORKOUT
TYPE:

DURATION:

H2O

FOOD (FUEL)
B _______
L _______
D _______
S _______

WORKOUT
TYPE:

DURATION:

H2O

FOOD (FUEL)
B _______
L _______
D _______
S _______

WORKOUT
TYPE:

DURATION:

H2O

FOOD (FUEL)
B _______
L _______
D _______
S _______

WORKOUT
TYPE:

DURATION:

H2O

FOOD (FUEL)
B _______
L _______
D _______
S _______

WORKOUT
TYPE:

DURATION:

H2O

FOOD (FUEL)
B _______
L _______
D _______
S _______

WORKOUT
TYPE:

DURATION:

H2O

FOOD (FUEL)
B _______
L _______
D _______
S _______

WORKOUT
TYPE:

DURATION:

H2O

FOOD (FUEL)
B _______
L _______
D _______
S _______

1. _______
2. _______
3. _______
4. _______
5. _______

WEEK OF: / /

Monday

WORKOUT

TYPE:

DURATION:

H2O

FOOD (FUEL)

B

L

D

S

Tuesday

WORKOUT

TYPE:

DURATION:

H2O

FOOD (FUEL)

B

L

D

S

Wednesday

WORKOUT

TYPE:

DURATION:

H2O

FOOD (FUEL)

B

L

D

S

Thursday

WORKOUT

TYPE:

DURATION:

H2O

FOOD (FUEL)

B

L

D

S

Friday

WORKOUT

TYPE:

DURATION:

H2O

FOOD (FUEL)

B

L

D

S

Saturday

WORKOUT

TYPE:

DURATION:

H2O

FOOD (FUEL)

B

L

D

S

Sunday

WORKOUT

TYPE:

DURATION:

H2O

FOOD (FUEL)

B

L

D

S

Weekly Health Goals

1.
2.
3.
4.
5.

You've got this
FITNESS TRACKER

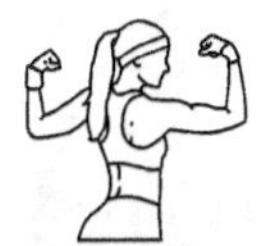

WEEK OF: _/_/_

WORKOUT

TYPE:

DURATION:

H2O

FOOD (FUEL)

B _______
L _______
D _______
S _______

WORKOUT

TYPE:

DURATION:

H2O

FOOD (FUEL)

B _______
L _______
D _______
S _______

WORKOUT

TYPE:

DURATION:

H2O

FOOD (FUEL)

B _______
L _______
D _______
S _______

WORKOUT

TYPE:

DURATION:

H2O

FOOD (FUEL)

B _______
L _______
D _______
S _______

WORKOUT

TYPE:

DURATION:

H2O

FOOD (FUEL)

B _______
L _______
D _______
S _______

WORKOUT

TYPE:

DURATION:

H2O

FOOD (FUEL)

B _______
L _______
D _______
S _______

WORKOUT

TYPE:

DURATION:

H2O

FOOD (FUEL)

B _______
L _______
D _______
S _______

1. _______
2. _______
3. _______
4. _______
5. _______

You've got this
FITNESS TRACKER

WEEK OF: / /

Monday

WORKOUT
TYPE:

DURATION:

H2O

FOOD (FUEL)
B______
L______
D______
S______

Tuesday

WORKOUT
TYPE:

DURATION:

H2O

FOOD (FUEL)
B______
L______
D______
S______

Wednesday

WORKOUT
TYPE:

DURATION:

H2O

FOOD (FUEL)
B______
L______
D______
S______

Thursday

WORKOUT
TYPE:

DURATION:

H2O

FOOD (FUEL)
B______
L______
D______
S______

Friday

WORKOUT
TYPE:

DURATION:

H2O

FOOD (FUEL)
B______
L______
D______
S______

Saturday

WORKOUT
TYPE:

DURATION:

H2O

FOOD (FUEL)
B______
L______
D______
S______

Sunday

WORKOUT
TYPE:

DURATION:

H2O

FOOD (FUEL)
B______
L______
D______
S______

Weekly Health Goals

1. ______
2. ______
3. ______
4. ______
5. ______

You've got this
FITNESS TRACKER

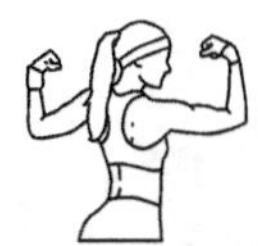

WEEK OF: / /

Monday

WORKOUT

TYPE:

DURATION:

H2O

FOOD (FUEL)

B

L

D

S

Tuesday

WORKOUT

TYPE:

DURATION:

H2O

FOOD (FUEL)

B

L

D

S

Wednesday

WORKOUT

TYPE:

DURATION:

H2O

FOOD (FUEL)

B

L

D

S

Thursday

WORKOUT

TYPE:

DURATION:

H2O

FOOD (FUEL)

B

L

D

S

Friday

WORKOUT

TYPE:

DURATION:

H2O

FOOD (FUEL)

B

L

D

S

Saturday

WORKOUT

TYPE:

DURATION:

H2O

FOOD (FUEL)

B

L

D

S

Sunday

WORKOUT

TYPE:

DURATION:

H2O

FOOD (FUEL)

B

L

D

S

Weekly Health Goals

1.
2.
3.
4.
5.

Sweat is
just fat
crying.

You've got this
FITNESS TRACKER

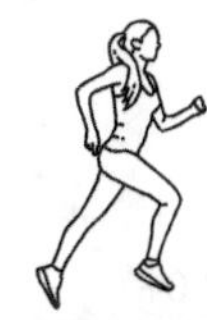

WEEK OF: / /

WORKOUT

TYPE:

DURATION:

H2O

FOOD (FUEL)

B_______________

L_______________

D_______________

S_______________

WORKOUT

TYPE:

DURATION:

H2O

FOOD (FUEL)

B_______________

L_______________

D_______________

S_______________

WORKOUT

TYPE:

DURATION:

H2O

FOOD (FUEL)

B_______________

L_______________

D_______________

S_______________

WORKOUT

TYPE:

DURATION:

H2O

FOOD (FUEL)

B_______________

L_______________

D_______________

S_______________

WORKOUT

TYPE:

DURATION:

H2O

FOOD (FUEL)

B_______________

L_______________

D_______________

S_______________

WORKOUT

TYPE:

DURATION:

H2O

FOOD (FUEL)

B_______________

L_______________

D_______________

S_______________

WORKOUT

TYPE:

DURATION:

H2O

FOOD (FUEL)

B_______________

L_______________

D_______________

S_______________

1. _______________

2. _______________

3. _______________

4. _______________

5. _______________

You've got this
FITNESS TRACKER

WEEK OF: / /

Monday

WORKOUT

TYPE:

DURATION:

H2O

FOOD (FUEL)

B

L

D

S

Tuesday

WORKOUT

TYPE:

DURATION:

H2O

FOOD (FUEL)

B

L

D

S

Wednesday

WORKOUT

TYPE:

DURATION:

H2O

FOOD (FUEL)

B

L

D

S

Thursday

WORKOUT

TYPE:

DURATION:

H2O

FOOD (FUEL)

B

L

D

S

Friday

WORKOUT

TYPE:

DURATION:

H2O

FOOD (FUEL)

B

L

D

S

Saturday

WORKOUT

TYPE:

DURATION:

H2O

FOOD (FUEL)

B

L

D

S

Sunday

WORKOUT

TYPE:

DURATION:

H2O

FOOD (FUEL)

B

L

D

S

Weekly Health Goals

1.
2.
3.
4.
5.

You've got this
FITNESS TRACKER

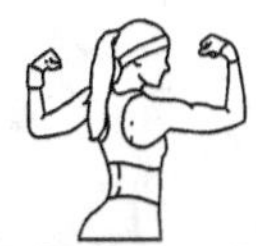

WEEK OF: / /

WORKOUT
TYPE:

DURATION:

H2O

FOOD (FUEL)
B
L
D
S

WORKOUT
TYPE:

DURATION:

H2O

FOOD (FUEL)
B
L
D
S

WORKOUT
TYPE:

DURATION:

H2O

FOOD (FUEL)
B
L
D
S

WORKOUT
TYPE:

DURATION:

H2O

FOOD (FUEL)
B
L
D
S

WORKOUT
TYPE:

DURATION:

H2O

FOOD (FUEL)
B
L
D
S

WORKOUT
TYPE:

DURATION:

H2O

FOOD (FUEL)
B
L
D
S

WORKOUT
TYPE:

DURATION:

H2O

FOOD (FUEL)
B
L
D
S

1.
2.
3.
4.
5.

You've got this
FITNESS TRACKER

WEEK OF: / /

WORKOUT

TYPE:

DURATION:

H2O

FOOD (FUEL)

B

L

D

S

WORKOUT

TYPE:

DURATION:

H2O

FOOD (FUEL)

B

L

D

S

WORKOUT

TYPE:

DURATION:

H2O

FOOD (FUEL)

B

L

D

S

WORKOUT

TYPE:

DURATION:

H2O

FOOD (FUEL)

B

L

D

S

WORKOUT

TYPE:

DURATION:

H2O

FOOD (FUEL)

B

L

D

S

WORKOUT

TYPE:

DURATION:

H2O

FOOD (FUEL)

B

L

D

S

WORKOUT

TYPE:

DURATION:

H2O

FOOD (FUEL)

B

L

D

S

1.

2.

3.

4.

5.

You've got this
FITNESS TRACKER

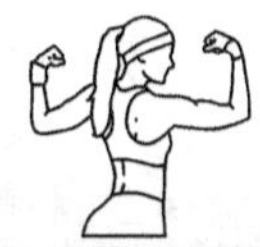

WEEK OF: / /

WORKOUT
TYPE:

DURATION:

H2O

FOOD (FUEL)
B _______________

L _______________

D _______________

S _______________

WORKOUT
TYPE:

DURATION:

H2O

FOOD (FUEL)
B _______________

L _______________

D _______________

S _______________

WORKOUT
TYPE:

DURATION:

H2O

FOOD (FUEL)
B _______________

L _______________

D _______________

S _______________

WORKOUT
TYPE:

DURATION:

H2O

FOOD (FUEL)
B _______________

L _______________

D _______________

S _______________

WORKOUT
TYPE:

DURATION:

H2O

FOOD (FUEL)
B _______________

L _______________

D _______________

S _______________

WORKOUT
TYPE:

DURATION:

H2O

FOOD (FUEL)
B _______________

L _______________

D _______________

S _______________

WORKOUT
TYPE:

DURATION:

H2O

FOOD (FUEL)
B _______________

L _______________

D _______________

S _______________

1. _______________________
2. _______________________
3. _______________________
4. _______________________
5. _______________________

You've got this
FITNESS TRACKER

WEEK OF: /   /

WORKOUT

TYPE:

DURATION:

H2O

FOOD (FUEL)

B________

L________

D________

S________

WORKOUT

TYPE:

DURATION:

H2O

FOOD (FUEL)

B________

L________

D________

S________

WORKOUT

TYPE:

DURATION:

H2O

FOOD (FUEL)

B________

L________

D________

S________

WORKOUT

TYPE:

DURATION:

H2O

FOOD (FUEL)

B________

L________

D________

S________

WORKOUT

TYPE:

DURATION:

H2O

FOOD (FUEL)

B________

L________

D________

S________

WORKOUT

TYPE:

DURATION:

H2O

FOOD (FUEL)

B________

L________

D________

S________

WORKOUT

TYPE:

DURATION:

H2O

FOOD (FUEL)

B________

L________

D________

S________

1. ________

2. ________

3. ________

4. ________

5. ________

You've got this
FITNESS TRACKER

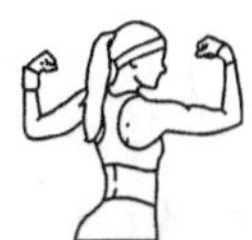

WEEK OF: / /

WORKOUT

TYPE:

DURATION:

H2O

FOOD (FUEL)

B

L

D

S

WORKOUT

TYPE:

DURATION:

H2O

FOOD (FUEL)

B

L

D

S

WORKOUT

TYPE:

DURATION:

H2O

FOOD (FUEL)

B

L

D

S

WORKOUT

TYPE:

DURATION:

H2O

FOOD (FUEL)

B

L

D

S

WORKOUT

TYPE:

DURATION:

H2O

FOOD (FUEL)

B

L

D

S

WORKOUT

TYPE:

DURATION:

H2O

FOOD (FUEL)

B

L

D

S

WORKOUT

TYPE:

DURATION:

H2O

FOOD (FUEL)

B

L

D

S

1.

2.

3.

4.

5.

You've got this
FITNESS TRACKER

WEEK OF: /   /

Monday

WORKOUT | **FOOD (FUEL)**

TYPE:

B ________

L ________

DURATION:

D ________

H2O

S ________

Tuesday

WORKOUT | **FOOD (FUEL)**

TYPE:

B ________

L ________

DURATION:

D ________

H2O

S ________

Wednesday

WORKOUT | **FOOD (FUEL)**

TYPE:

B ________

L ________

DURATION:

D ________

H2O

S ________

Thursday

WORKOUT | **FOOD (FUEL)**

TYPE:

B ________

L ________

DURATION:

D ________

H2O

S ________

Friday

WORKOUT | **FOOD (FUEL)**

TYPE:

B ________

L ________

DURATION:

D ________

H2O

S ________

Saturday

WORKOUT | **FOOD (FUEL)**

TYPE:

B ________

L ________

DURATION:

D ________

H2O

S ________

Sunday

WORKOUT | **FOOD (FUEL)**

TYPE:

B ________

L ________

DURATION:

D ________

H2O

S ________

Weekly Health Goals

1. ________________
2. ________________
3. ________________
4. ________________
5. ________________

You've got this
FITNESS TRACKER

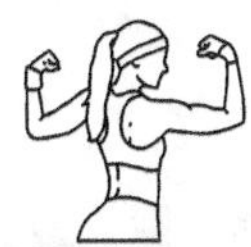

WEEK OF: /   /

WORKOUT
TYPE:

DURATION:

H2O

FOOD (FUEL)
B _______________
L _______________
D _______________
S _______________

WORKOUT
TYPE:

DURATION:

H2O

FOOD (FUEL)
B _______________
L _______________
D _______________
S _______________

WORKOUT
TYPE:

DURATION:

H2O

FOOD (FUEL)
B _______________
L _______________
D _______________
S _______________

WORKOUT
TYPE:

DURATION:

H2O

FOOD (FUEL)
B _______________
L _______________
D _______________
S _______________

WORKOUT
TYPE:

DURATION:

H2O

FOOD (FUEL)
B _______________
L _______________
D _______________
S _______________

WORKOUT
TYPE:

DURATION:

H2O

FOOD (FUEL)
B _______________
L _______________
D _______________
S _______________

WORKOUT
TYPE:

DURATION:

H2O

FOOD (FUEL)
B _______________
L _______________
D _______________
S _______________

1. _______________
2. _______________
3. _______________
4. _______________
5. _______________

You've got this
FITNESS TRACKER

WEEK OF: / /

WORKOUT
TYPE:

DURATION:

H2O

FOOD (FUEL)
B______________
L______________
D______________
S______________

WORKOUT
TYPE:

DURATION:

H2O

FOOD (FUEL)
B______________
L______________
D______________
S______________

WORKOUT
TYPE:

DURATION:

H2O

FOOD (FUEL)
B______________
L______________
D______________
S______________

WORKOUT
TYPE:

DURATION:

H2O

FOOD (FUEL)
B______________
L______________
D______________
S______________

WORKOUT
TYPE:

DURATION:

H2O

FOOD (FUEL)
B______________
L______________
D______________
S______________

WORKOUT
TYPE:

DURATION:

H2O

FOOD (FUEL)
B______________
L______________
D______________
S______________

WORKOUT
TYPE:

DURATION:

H2O

FOOD (FUEL)
B______________
L______________
D______________
S______________

1. ______________
2. ______________
3. ______________
4. ______________
5. ______________

You've got this
FITNESS TRACKER

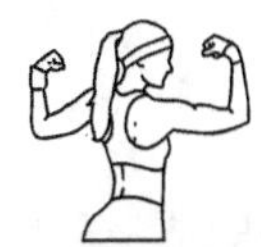

WEEK OF: /   /

Monday

WORKOUT

TYPE:

DURATION:

H2O

FOOD (FUEL)

B ______________

L ______________

D ______________

S ______________

Tuesday

WORKOUT

TYPE:

DURATION:

H2O

FOOD (FUEL)

B ______________

L ______________

D ______________

S ______________

Wednesday

WORKOUT

TYPE:

DURATION:

H2O

FOOD (FUEL)

B ______________

L ______________

D ______________

S ______________

Thursday

WORKOUT

TYPE:

DURATION:

H2O

FOOD (FUEL)

B ______________

L ______________

D ______________

S ______________

Friday

WORKOUT

TYPE:

DURATION:

H2O

FOOD (FUEL)

B ______________

L ______________

D ______________

S ______________

Saturday

WORKOUT

TYPE:

DURATION:

H2O

FOOD (FUEL)

B ______________

L ______________

D ______________

S ______________

Sunday

WORKOUT

TYPE:

DURATION:

H2O

FOOD (FUEL)

B ______________

L ______________

D ______________

S ______________

Weekly Health Goals

1. ______________________________

2. ______________________________

3. ______________________________

4. ______________________________

5. ______________________________

You've got this
FITNESS TRACKER

WEEK OF: / /

WORKOUT
TYPE:

DURATION:

H20

FOOD (FUEL)
B

L

D

S

WORKOUT
TYPE:

DURATION:

H20

FOOD (FUEL)
B

L

D

S

WORKOUT
TYPE:

DURATION:

H20

FOOD (FUEL)
B

L

D

S

WORKOUT
TYPE:

DURATION:

H20

FOOD (FUEL)
B

L

D

S

WORKOUT
TYPE:

DURATION:

H20

FOOD (FUEL)
B

L

D

S

WORKOUT
TYPE:

DURATION:

H20

FOOD (FUEL)
B

L

D

S

WORKOUT
TYPE:

DURATION:

H20

FOOD (FUEL)
B

L

D

S

1.
2.
3.
4.
5.

You've got this
FITNESS TRACKER

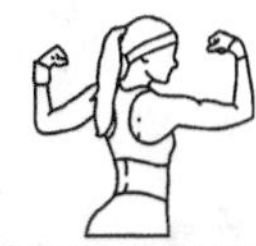

WEEK OF: / /

WORKOUT

TYPE:

DURATION:

H2O

FOOD (FUEL)

B _______
L _______
D _______
S _______

WORKOUT

TYPE:

DURATION:

H2O

FOOD (FUEL)

B _______
L _______
D _______
S _______

WORKOUT

TYPE:

DURATION:

H2O

FOOD (FUEL)

B _______
L _______
D _______
S _______

WORKOUT

TYPE:

DURATION:

H2O

FOOD (FUEL)

B _______
L _______
D _______
S _______

WORKOUT

TYPE:

DURATION:

H2O

FOOD (FUEL)

B _______
L _______
D _______
S _______

WORKOUT

TYPE:

DURATION:

H2O

FOOD (FUEL)

B _______
L _______
D _______
S _______

WORKOUT

TYPE:

DURATION:

H2O

FOOD (FUEL)

B _______
L _______
D _______
S _______

1. _______
2. _______
3. _______
4. _______
5. _______

You've got this
FITNESS TRACKER

WEEK OF: / /

WORKOUT

TYPE:

DURATION:

H
2
O

FOOD (FUEL)

B _______________

L _______________

D _______________

S _______________

WORKOUT

TYPE:

DURATION:

H
2
O

FOOD (FUEL)

B _______________

L _______________

D _______________

S _______________

WORKOUT

TYPE:

DURATION:

H
2
O

FOOD (FUEL)

B _______________

L _______________

D _______________

S _______________

WORKOUT

TYPE:

DURATION:

H
2
O

FOOD (FUEL)

B _______________

L _______________

D _______________

S _______________

WORKOUT

TYPE:

DURATION:

H
2
O

FOOD (FUEL)

B _______________

L _______________

D _______________

S _______________

WORKOUT

TYPE:

DURATION:

H
2
O

FOOD (FUEL)

B _______________

L _______________

D _______________

S _______________

WORKOUT

TYPE:

DURATION:

H
2
O

FOOD (FUEL)

B _______________

L _______________

D _______________

S _______________

1. _______________

2. _______________

3. _______________

4. _______________

5. _______________

You've got this
FITNESS TRACKER

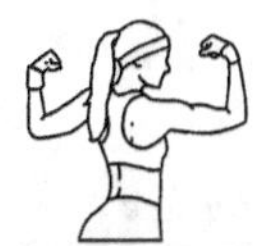

WEEK OF: / /

Monday

WORKOUT

TYPE:

DURATION:

H2O

FOOD (FUEL)

B _______

L _______

D _______

S _______

Tuesday

WORKOUT

TYPE:

DURATION:

H2O

FOOD (FUEL)

B _______

L _______

D _______

S _______

Wednesday

WORKOUT

TYPE:

DURATION:

H2O

FOOD (FUEL)

B _______

L _______

D _______

S _______

Thursday

WORKOUT

TYPE:

DURATION:

H2O

FOOD (FUEL)

B _______

L _______

D _______

S _______

Friday

WORKOUT

TYPE:

DURATION:

H2O

FOOD (FUEL)

B _______

L _______

D _______

S _______

Saturday

WORKOUT

TYPE:

DURATION:

H2O

FOOD (FUEL)

B _______

L _______

D _______

S _______

Sunday

WORKOUT

TYPE:

DURATION:

H2O

FOOD (FUEL)

B _______

L _______

D _______

S _______

Weekly Health Goals

1. _______________
2. _______________
3. _______________
4. _______________
5. _______________

You've got this
FITNESS TRACKER

WEEK OF: / /

WORKOUT | FOOD (FUEL)

TYPE:

B _______
L _______

DURATION:

D _______

H2O

S _______

WORKOUT | FOOD (FUEL)

TYPE:

B _______
L _______

DURATION:

D _______

H2O

S _______

WORKOUT | FOOD (FUEL)

TYPE:

B _______
L _______

DURATION:

D _______

H2O

S _______

WORKOUT | FOOD (FUEL)

TYPE:

B _______
L _______

DURATION:

D _______

H2O

S _______

WORKOUT | FOOD (FUEL)

TYPE:

B _______
L _______

DURATION:

D _______

H2O

S _______

WORKOUT | FOOD (FUEL)

TYPE:

B _______
L _______

DURATION:

D _______

H2O

S _______

WORKOUT | FOOD (FUEL)

TYPE:

B _______
L _______

DURATION:

D _______

H2O

S _______

1. _______________________
2. _______________________
3. _______________________
4. _______________________
5. _______________________

You've got this
FITNESS TRACKER

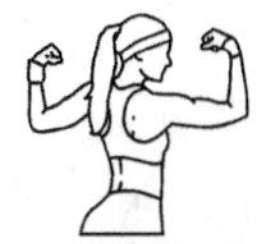

WEEK OF: ___ / ___ / ___

Monday

WORKOUT

TYPE:

DURATION:

H2O

FOOD (FUEL)

B ___________

L ___________

D ___________

S ___________

Tuesday

WORKOUT

TYPE:

DURATION:

H2O

FOOD (FUEL)

B ___________

L ___________

D ___________

S ___________

Wednesday

WORKOUT

TYPE:

DURATION:

H2O

FOOD (FUEL)

B ___________

L ___________

D ___________

S ___________

Thursday

WORKOUT

TYPE:

DURATION:

H2O

FOOD (FUEL)

B ___________

L ___________

D ___________

S ___________

Friday

WORKOUT

TYPE:

DURATION:

H2O

FOOD (FUEL)

B ___________

L ___________

D ___________

S ___________

Saturday

WORKOUT

TYPE:

DURATION:

H2O

FOOD (FUEL)

B ___________

L ___________

D ___________

S ___________

Sunday

WORKOUT

TYPE:

DURATION:

H2O

FOOD (FUEL)

B ___________

L ___________

D ___________

S ___________

Weekly Health Goals

1. _______________________

2. _______________________

3. _______________________

4. _______________________

5. _______________________

You've got this
FITNESS TRACKER

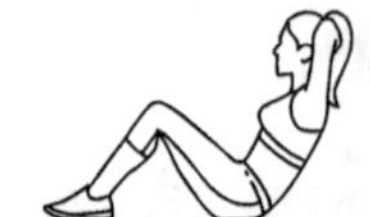

WEEK OF: / /

Monday

WORKOUT	FOOD (FUEL)
TYPE:	B______________
	L______________
DURATION:	D______________
H2O 🍶🍶🍶🍶🍶🍶🍶🍶	S______________

Tuesday

WORKOUT	FOOD (FUEL)
TYPE:	B______________
	L______________
DURATION:	D______________
H2O 🍶🍶🍶🍶🍶🍶🍶🍶	S______________

Wednesday

WORKOUT	FOOD (FUEL)
TYPE:	B______________
	L______________
DURATION:	D______________
H2O 🍶🍶🍶🍶🍶🍶🍶🍶	S______________

Thursday

WORKOUT	FOOD (FUEL)
TYPE:	B______________
	L______________
DURATION:	D______________
H2O 🍶🍶🍶🍶🍶🍶🍶🍶	S______________

Friday

WORKOUT	FOOD (FUEL)
TYPE:	B______________
	L______________
DURATION:	D______________
H2O 🍶🍶🍶🍶🍶🍶🍶🍶	S______________

Saturday

WORKOUT	FOOD (FUEL)
TYPE:	B______________
	L______________
DURATION:	D______________
H2O 🍶🍶🍶🍶🍶🍶🍶🍶	S______________

Sunday

WORKOUT	FOOD (FUEL)
TYPE:	B______________
	L______________
DURATION:	D______________
H2O 🍶🍶🍶🍶🍶🍶🍶🍶	S______________

Weekly Health Goals

1. ______________________
2. ______________________
3. ______________________
4. ______________________
5. ______________________

You've got this
FITNESS TRACKER

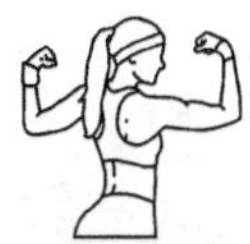

WEEK OF: / /

WORKOUT
TYPE:

DURATION:

H2O

FOOD (FUEL)
B _____________
L _____________
D _____________
S _____________

WORKOUT
TYPE:

DURATION:

H2O

FOOD (FUEL)
B _____________
L _____________
D _____________
S _____________

WORKOUT
TYPE:

DURATION:

H2O

FOOD (FUEL)
B _____________
L _____________
D _____________
S _____________

WORKOUT
TYPE:

DURATION:

H2O

FOOD (FUEL)
B _____________
L _____________
D _____________
S _____________

WORKOUT
TYPE:

DURATION:

H2O

FOOD (FUEL)
B _____________
L _____________
D _____________
S _____________

WORKOUT
TYPE:

DURATION:

H2O

FOOD (FUEL)
B _____________
L _____________
D _____________
S _____________

WORKOUT
TYPE:

DURATION:

H2O

FOOD (FUEL)
B _____________
L _____________
D _____________
S _____________

1. _____________
2. _____________
3. _____________
4. _____________
5. _____________

WEEK OF: / /

Monday

WORKOUT
TYPE:

DURATION:

H2O

FOOD (FUEL)
B

L

D

S

Tuesday

WORKOUT
TYPE:

DURATION:

H2O

FOOD (FUEL)
B

L

D

S

Wednesday

WORKOUT
TYPE:

DURATION:

H2O

FOOD (FUEL)
B

L

D

S

Thursday

WORKOUT
TYPE:

DURATION:

H2O

FOOD (FUEL)
B

L

D

S

Friday

WORKOUT
TYPE:

DURATION:

H2O

FOOD (FUEL)
B

L

D

S

Saturday

WORKOUT
TYPE:

DURATION:

H2O

FOOD (FUEL)
B

L

D

S

Sunday

WORKOUT
TYPE:

DURATION:

H2O

FOOD (FUEL)
B

L

D

S

Weekly Health Goals

1.
2.
3.
4.
5.

You've got this
FITNESS TRACKER

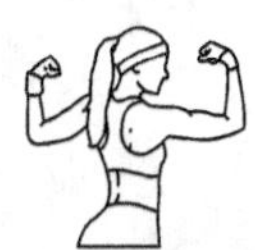

WEEK OF: / /

WORKOUT

TYPE:

DURATION:

H2O

FOOD (FUEL)

B_______________

L_______________

D_______________

S_______________

WORKOUT

TYPE:

DURATION:

H2O

FOOD (FUEL)

B_______________

L_______________

D_______________

S_______________

WORKOUT

TYPE:

DURATION:

H2O

FOOD (FUEL)

B_______________

L_______________

D_______________

S_______________

WORKOUT

TYPE:

DURATION:

H2O

FOOD (FUEL)

B_______________

L_______________

D_______________

S_______________

WORKOUT

TYPE:

DURATION:

H2O

FOOD (FUEL)

B_______________

L_______________

D_______________

S_______________

WORKOUT

TYPE:

DURATION:

H2O

FOOD (FUEL)

B_______________

L_______________

D_______________

S_______________

WORKOUT

TYPE:

DURATION:

H2O

FOOD (FUEL)

B_______________

L_______________

D_______________

S_______________

1. _______________

2. _______________

3. _______________

4. _______________

5. _______________

You've got this
FITNESS TRACKER

WEEK OF: / /

Monday

WORKOUT
TYPE:

____

DURATION:

H2O ☐☐☐☐☐☐☐☐

FOOD (FUEL)
B _______________

L _______________

D _______________

S _______________

Tuesday

WORKOUT
TYPE:

____

DURATION:

H2O ☐☐☐☐☐☐☐☐

FOOD (FUEL)
B _______________

L _______________

D _______________

S _______________

Wednesday

WORKOUT
TYPE:

____

DURATION:

H2O ☐☐☐☐☐☐☐☐

FOOD (FUEL)
B _______________

L _______________

D _______________

S _______________

Thursday

WORKOUT
TYPE:

____

DURATION:

H2O ☐☐☐☐☐☐☐☐

FOOD (FUEL)
B _______________

L _______________

D _______________

S _______________

Friday

WORKOUT
TYPE:

____

DURATION:

H2O ☐☐☐☐☐☐☐☐

FOOD (FUEL)
B _______________

L _______________

D _______________

S _______________

Saturday

WORKOUT
TYPE:

____

DURATION:

H2O ☐☐☐☐☐☐☐☐

FOOD (FUEL)
B _______________

L _______________

D _______________

S _______________

Sunday

WORKOUT
TYPE:

____

DURATION:

H2O ☐☐☐☐☐☐☐☐

FOOD (FUEL)
B _______________

L _______________

D _______________

S _______________

Weekly Health Goals

1. _______________

2. _______________

3. _______________

4. _______________

5. _______________

You've got this
FITNESS TRACKER

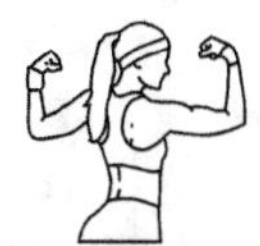

WEEK OF: / /

WORKOUT
TYPE:

DURATION:

H2O

FOOD (FUEL)
B
L
D
S

WORKOUT
TYPE:

DURATION:

H2O

FOOD (FUEL)
B
L
D
S

WORKOUT
TYPE:

DURATION:

H2O

FOOD (FUEL)
B
L
D
S

WORKOUT
TYPE:

DURATION:

H2O

FOOD (FUEL)
B
L
D
S

WORKOUT
TYPE:

DURATION:

H2O

FOOD (FUEL)
B
L
D
S

WORKOUT
TYPE:

DURATION:

H2O

FOOD (FUEL)
B
L
D
S

WORKOUT
TYPE:

DURATION:

H2O

FOOD (FUEL)
B
L
D
S

1.
2.
3.
4.
5.

You've got this
FITNESS TRACKER

WEEK OF: /   /

WORKOUT | FOOD (FUEL)
TYPE:

B________
L________

DURATION:

D________

H2O 🍶🍶🍶🍶🍶🍶🍶🍶

S________

WORKOUT | FOOD (FUEL)
TYPE:

B________
L________

DURATION:

D________

H2O 🍶🍶🍶🍶🍶🍶🍶🍶

S________

WORKOUT | FOOD (FUEL)
TYPE:

B________
L________

DURATION:

D________

H2O 🍶🍶🍶🍶🍶🍶🍶🍶

S________

WORKOUT | FOOD (FUEL)
TYPE:

B________
L________

DURATION:

D________

H2O 🍶🍶🍶🍶🍶🍶🍶🍶

S________

WORKOUT | FOOD (FUEL)
TYPE:

B________
L________

DURATION:

D________

H2O 🍶🍶🍶🍶🍶🍶🍶🍶

S________

WORKOUT | FOOD (FUEL)
TYPE:

B________
L________

DURATION:

D________

H2O 🍶🍶🍶🍶🍶🍶🍶🍶

S________

WORKOUT | FOOD (FUEL)
TYPE:

B________
L________

DURATION:

D________

H2O 🍶🍶🍶🍶🍶🍶🍶🍶

S________

Weekly Health Goals

1. ________________
2. ________________
3. ________________
4. ________________
5. ________________

You've got this
FITNESS TRACKER

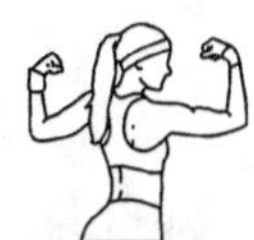

WEEK OF: / /

WORKOUT

TYPE:

DURATION:

H2O

FOOD (FUEL)

B

L

D

S

WORKOUT

TYPE:

DURATION:

H2O

FOOD (FUEL)

B

L

D

S

WORKOUT

TYPE:

DURATION:

H2O

FOOD (FUEL)

B

L

D

S

WORKOUT

TYPE:

DURATION:

H2O

FOOD (FUEL)

B

L

D

S

WORKOUT

TYPE:

DURATION:

H2O

FOOD (FUEL)

B

L

D

S

WORKOUT

TYPE:

DURATION:

H2O

FOOD (FUEL)

B

L

D

S

WORKOUT

TYPE:

DURATION:

H2O

FOOD (FUEL)

B

L

D

S

1.

2.

3.

4.

5.

WEEK OF: / /

Monday

WORKOUT
TYPE:

DURATION:

H2O

FOOD (FUEL)
B
L
D
S

Tuesday

WORKOUT
TYPE:

DURATION:

H2O

FOOD (FUEL)
B
L
D
S

Wednesday

WORKOUT
TYPE:

DURATION:

H2O

FOOD (FUEL)
B
L
D
S

Thursday

WORKOUT
TYPE:

DURATION:

H2O

FOOD (FUEL)
B
L
D
S

Friday

WORKOUT
TYPE:

DURATION:

H2O

FOOD (FUEL)
B
L
D
S

Saturday

WORKOUT
TYPE:

DURATION:

H2O

FOOD (FUEL)
B
L
D
S

Sunday

WORKOUT
TYPE:

DURATION:

H2O

FOOD (FUEL)
B
L
D
S

Weekly Health Goals

1.
2.
3.
4.
5.

You've got this
FITNESS TRACKER

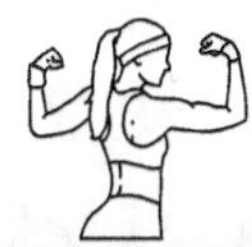

WEEK OF: / /

WORKOUT

TYPE:

DURATION:

H2O

FOOD (FUEL)

B

L

D

S

WORKOUT

TYPE:

DURATION:

H2O

FOOD (FUEL)

B

L

D

S

WORKOUT

TYPE:

DURATION:

H2O

FOOD (FUEL)

B

L

D

S

WORKOUT

TYPE:

DURATION:

H2O

FOOD (FUEL)

B

L

D

S

WORKOUT

TYPE:

DURATION:

H2O

FOOD (FUEL)

B

L

D

S

WORKOUT

TYPE:

DURATION:

H2O

FOOD (FUEL)

B

L

D

S

WORKOUT

TYPE:

DURATION:

H2O

FOOD (FUEL)

B

L

D

S

1.

2.

3.

4.

5.

You've got this
FITNESS TRACKER

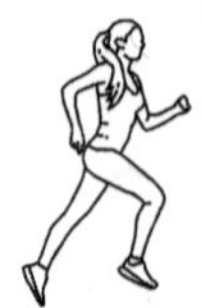

WEEK OF: / /

WORKOUT

TYPE:

DURATION:

H2O

FOOD (FUEL)

B _______________
L _______________
D _______________
S _______________

WORKOUT

TYPE:

DURATION:

H2O

FOOD (FUEL)

B _______________
L _______________
D _______________
S _______________

WORKOUT

TYPE:

DURATION:

H2O

FOOD (FUEL)

B _______________
L _______________
D _______________
S _______________

WORKOUT

TYPE:

DURATION:

H2O

FOOD (FUEL)

B _______________
L _______________
D _______________
S _______________

WORKOUT

TYPE:

DURATION:

H2O

FOOD (FUEL)

B _______________
L _______________
D _______________
S _______________

WORKOUT

TYPE:

DURATION:

H2O

FOOD (FUEL)

B _______________
L _______________
D _______________
S _______________

WORKOUT

TYPE:

DURATION:

H2O

FOOD (FUEL)

B _______________
L _______________
D _______________
S _______________

1. _______________
2. _______________
3. _______________
4. _______________
5. _______________

Stop waiting for things to happen. Go out and make them happen!

You've got this
FITNESS TRACKER

WEEK OF: / /

WORKOUT

TYPE:

DURATION:

H2O

FOOD (FUEL)

B ______________
L ______________
D ______________
S ______________

WORKOUT

TYPE:

DURATION:

H2O

FOOD (FUEL)

B ______________
L ______________
D ______________
S ______________

WORKOUT

TYPE:

DURATION:

H2O

FOOD (FUEL)

B ______________
L ______________
D ______________
S ______________

WORKOUT

TYPE:

DURATION:

H2O

FOOD (FUEL)

B ______________
L ______________
D ______________
S ______________

WORKOUT

TYPE:

DURATION:

H2O

FOOD (FUEL)

B ______________
L ______________
D ______________
S ______________

WORKOUT

TYPE:

DURATION:

H2O

FOOD (FUEL)

B ______________
L ______________
D ______________
S ______________

WORKOUT

TYPE:

DURATION:

H2O

FOOD (FUEL)

B ______________
L ______________
D ______________
S ______________

1. ______________________________
2. ______________________________
3. ______________________________
4. ______________________________
5. ______________________________

You've got this
FITNESS TRACKER

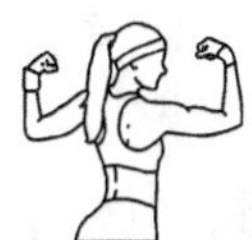

WEEK OF: / /

WORKOUT
TYPE:

DURATION:

H2O

FOOD (FUEL)
B
L
D
S

WORKOUT
TYPE:

DURATION:

H2O

FOOD (FUEL)
B
L
D
S

WORKOUT
TYPE:

DURATION:

H2O

FOOD (FUEL)
B
L
D
S

WORKOUT
TYPE:

DURATION:

H2O

FOOD (FUEL)
B
L
D
S

WORKOUT
TYPE:

DURATION:

H2O

FOOD (FUEL)
B
L
D
S

WORKOUT
TYPE:

DURATION:

H2O

FOOD (FUEL)
B
L
D
S

WORKOUT
TYPE:

DURATION:

H2O

FOOD (FUEL)
B
L
D
S

1.
2.
3.
4.
5.

You've got this
FITNESS TRACKER

WEEK OF: / /

Monday

WORKOUT

TYPE:

____

DURATION:

H2O 🍶🍶🍶🍶🍶🍶🍶🍶

FOOD (FUEL)

B_______________

L_______________

D_______________

S_______________

Tuesday

WORKOUT

TYPE:

____

DURATION:

H2O 🍶🍶🍶🍶🍶🍶🍶🍶

FOOD (FUEL)

B_______________

L_______________

D_______________

S_______________

Wednesday

WORKOUT

TYPE:

____

DURATION:

H2O 🍶🍶🍶🍶🍶🍶🍶🍶

FOOD (FUEL)

B_______________

L_______________

D_______________

S_______________

Thursday

WORKOUT

TYPE:

____

DURATION:

H2O 🍶🍶🍶🍶🍶🍶🍶🍶

FOOD (FUEL)

B_______________

L_______________

D_______________

S_______________

Friday

WORKOUT

TYPE:

____

DURATION:

H2O 🍶🍶🍶🍶🍶🍶🍶🍶

FOOD (FUEL)

B_______________

L_______________

D_______________

S_______________

Saturday

WORKOUT

TYPE:

____

DURATION:

H2O 🍶🍶🍶🍶🍶🍶🍶🍶

FOOD (FUEL)

B_______________

L_______________

D_______________

S_______________

Sunday

WORKOUT

TYPE:

____

DURATION:

H2O 🍶🍶🍶🍶🍶🍶🍶🍶

FOOD (FUEL)

B_______________

L_______________

D_______________

S_______________

Weekly Health Goals

1. _______________

2. _______________

3. _______________

4. _______________

5. _______________

You've got this
FITNESS TRACKER

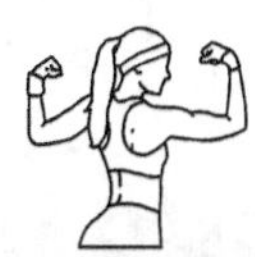

WEEK OF: / /

Monday

WORKOUT	FOOD (FUEL)
TYPE:	B ______
	L ______
DURATION:	D ______
H2O	S ______

Tuesday

WORKOUT	FOOD (FUEL)
TYPE:	B ______
	L ______
DURATION:	D ______
H2O	S ______

Wednesday

WORKOUT	FOOD (FUEL)
TYPE:	B ______
	L ______
DURATION:	D ______
H2O	S ______

Thursday

WORKOUT	FOOD (FUEL)
TYPE:	B ______
	L ______
DURATION:	D ______
H2O	S ______

Friday

WORKOUT	FOOD (FUEL)
TYPE:	B ______
	L ______
DURATION:	D ______
H2O	S ______

Saturday

WORKOUT	FOOD (FUEL)
TYPE:	B ______
	L ______
DURATION:	D ______
H2O	S ______

Sunday

WORKOUT	FOOD (FUEL)
TYPE:	B ______
	L ______
DURATION:	D ______
H2O	S ______

Weekly Health Goals

1. ______________________
2. ______________________
3. ______________________
4. ______________________
5. ______________________

You've got this
FITNESS TRACKER

WEEK OF: / /

WORKOUT | **FOOD (FUEL)**

TYPE:

B ________________

L ________________

DURATION:

D ________________

H2O ⚪⚪⚪⚪⚪⚪⚪⚪

S ________________

WORKOUT | **FOOD (FUEL)**

TYPE:

B ________________

L ________________

DURATION:

D ________________

H2O ⚪⚪⚪⚪⚪⚪⚪⚪

S ________________

WORKOUT | **FOOD (FUEL)**

TYPE:

B ________________

L ________________

DURATION:

D ________________

H2O ⚪⚪⚪⚪⚪⚪⚪⚪

S ________________

WORKOUT | **FOOD (FUEL)**

TYPE:

B ________________

L ________________

DURATION:

D ________________

H2O ⚪⚪⚪⚪⚪⚪⚪⚪

S ________________

WORKOUT | **FOOD (FUEL)**

TYPE:

B ________________

L ________________

DURATION:

D ________________

H2O ⚪⚪⚪⚪⚪⚪⚪⚪

S ________________

WORKOUT | **FOOD (FUEL)**

TYPE:

B ________________

L ________________

DURATION:

D ________________

H2O ⚪⚪⚪⚪⚪⚪⚪⚪

S ________________

WORKOUT | **FOOD (FUEL)**

TYPE:

B ________________

L ________________

DURATION:

D ________________

H2O ⚪⚪⚪⚪⚪⚪⚪⚪

S ________________

1. ________________________________
2. ________________________________
3. ________________________________
4. ________________________________
5. ________________________________

You've got this
FITNESS TRACKER

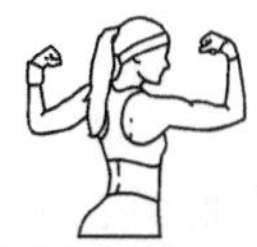

WEEK OF: / /

WORKOUT
TYPE:

DURATION:

H2O

FOOD (FUEL)
B ________
L ________
D ________
S ________

WORKOUT
TYPE:

DURATION:

H2O

FOOD (FUEL)
B ________
L ________
D ________
S ________

WORKOUT
TYPE:

DURATION:

H2O

FOOD (FUEL)
B ________
L ________
D ________
S ________

WORKOUT
TYPE:

DURATION:

H2O

FOOD (FUEL)
B ________
L ________
D ________
S ________

WORKOUT
TYPE:

DURATION:

H2O

FOOD (FUEL)
B ________
L ________
D ________
S ________

WORKOUT
TYPE:

DURATION:

H2O

FOOD (FUEL)
B ________
L ________
D ________
S ________

WORKOUT
TYPE:

DURATION:

H2O

FOOD (FUEL)
B ________
L ________
D ________
S ________

1. ________
2. ________
3. ________
4. ________
5. ________

You've got this
FITNESS TRACKER

WEEK OF: / /

Monday
Monday

WORKOUT

TYPE:

DURATION:

H2O

FOOD (FUEL)

B _______________
L _______________
D _______________
S _______________

Tuesday

WORKOUT

TYPE:

DURATION:

H2O

FOOD (FUEL)

B _______________
L _______________
D _______________
S _______________

Wednesday

WORKOUT

TYPE:

DURATION:

H2O

FOOD (FUEL)

B _______________
L _______________
D _______________
S _______________

Thursday

WORKOUT

TYPE:

DURATION:

H2O

FOOD (FUEL)

B _______________
L _______________
D _______________
S _______________

Friday

WORKOUT

TYPE:

DURATION:

H2O

FOOD (FUEL)

B _______________
L _______________
D _______________
S _______________

Saturday

WORKOUT

TYPE:

DURATION:

H2O

FOOD (FUEL)

B _______________
L _______________
D _______________
S _______________

Sunday

WORKOUT

TYPE:

DURATION:

H2O

FOOD (FUEL)

B _______________
L _______________
D _______________
S _______________

Weekly Health Goals

1. _______________
2. _______________
3. _______________
4. _______________
5. _______________

You've got this
FITNESS TRACKER

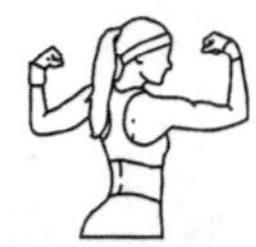

WEEK OF: / /

WORKOUT
TYPE:

DURATION:

H2O

FOOD (FUEL)
B_____________
L_____________
D_____________
S_____________

WORKOUT
TYPE:

DURATION:

H2O

FOOD (FUEL)
B_____________
L_____________
D_____________
S_____________

WORKOUT
TYPE:

DURATION:

H2O

FOOD (FUEL)
B_____________
L_____________
D_____________
S_____________

WORKOUT
TYPE:

DURATION:

H2O

FOOD (FUEL)
B_____________
L_____________
D_____________
S_____________

WORKOUT
TYPE:

DURATION:

H2O

FOOD (FUEL)
B_____________
L_____________
D_____________
S_____________

WORKOUT
TYPE:

DURATION:

H2O

FOOD (FUEL)
B_____________
L_____________
D_____________
S_____________

WORKOUT
TYPE:

DURATION:

H2O

FOOD (FUEL)
B_____________
L_____________
D_____________
S_____________

1. _____________
2. _____________
3. _____________
4. _____________
5. _____________

You've got this
FITNESS TRACKER

WEEK OF: / /

WORKOUT
TYPE:

DURATION:

H2O

FOOD (FUEL)
B
L
D
S

WORKOUT
TYPE:

DURATION:

H2O

FOOD (FUEL)
B
L
D
S

WORKOUT
TYPE:

DURATION:

H2O

FOOD (FUEL)
B
L
D
S

WORKOUT
TYPE:

DURATION:

H2O

FOOD (FUEL)
B
L
D
S

WORKOUT
TYPE:

DURATION:

H2O

FOOD (FUEL)
B
L
D
S

WORKOUT
TYPE:

DURATION:

H2O

FOOD (FUEL)
B
L
D
S

WORKOUT
TYPE:

DURATION:

H2O

FOOD (FUEL)
B
L
D
S

1.
2.
3.
4.
5.

You've got this
FITNESS TRACKER

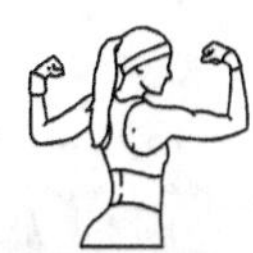

WEEK OF: / /

Monday

WORKOUT
TYPE:

DURATION:

H2O

FOOD (FUEL)
B _______________
L _______________
D _______________
S _______________

Tuesday

WORKOUT
TYPE:

DURATION:

H2O

FOOD (FUEL)
B _______________
L _______________
D _______________
S _______________

Wednesday

WORKOUT
TYPE:

DURATION:

H2O

FOOD (FUEL)
B _______________
L _______________
D _______________
S _______________

Thursday

WORKOUT
TYPE:

DURATION:

H2O

FOOD (FUEL)
B _______________
L _______________
D _______________
S _______________

Friday

WORKOUT
TYPE:

DURATION:

H2O

FOOD (FUEL)
B _______________
L _______________
D _______________
S _______________

Saturday

WORKOUT
TYPE:

DURATION:

H2O

FOOD (FUEL)
B _______________
L _______________
D _______________
S _______________

Sunday

WORKOUT
TYPE:

DURATION:

H2O

FOOD (FUEL)
B _______________
L _______________
D _______________
S _______________

Weekly Health Goals

1. _______________
2. _______________
3. _______________
4. _______________
5. _______________

WEEK OF: / /

Monday

WORKOUT
TYPE:

DURATION:

H2O

FOOD (FUEL)
B _______
L _______
D _______
S _______

Tuesday

WORKOUT
TYPE:

DURATION:

H2O

FOOD (FUEL)
B _______
L _______
D _______
S _______

Wednesday

WORKOUT
TYPE:

DURATION:

H2O

FOOD (FUEL)
B _______
L _______
D _______
S _______

Thursday

WORKOUT
TYPE:

DURATION:

H2O

FOOD (FUEL)
B _______
L _______
D _______
S _______

Friday

WORKOUT
TYPE:

DURATION:

H2O

FOOD (FUEL)
B _______
L _______
D _______
S _______

Saturday

WORKOUT
TYPE:

DURATION:

H2O

FOOD (FUEL)
B _______
L _______
D _______
S _______

Sunday

WORKOUT
TYPE:

DURATION:

H2O

FOOD (FUEL)
B _______
L _______
D _______
S _______

Weekly Health Goals

1. _______________
2. _______________
3. _______________
4. _______________
5. _______________

You've got this
FITNESS TRACKER

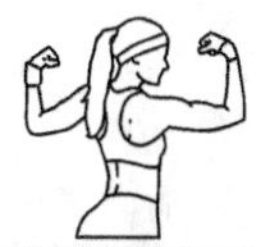

WEEK OF: _/_/_

Monday

WORKOUT
TYPE:

DURATION:

H2O 🍶🍶🍶🍶🍶🍶🍶🍶

FOOD (FUEL)
B _______
L _______
D _______
S _______

Tuesday

WORKOUT
TYPE:

DURATION:

H2O 🍶🍶🍶🍶🍶🍶🍶🍶

FOOD (FUEL)
B _______
L _______
D _______
S _______

Wednesday

WORKOUT
TYPE:

DURATION:

H2O 🍶🍶🍶🍶🍶🍶🍶🍶

FOOD (FUEL)
B _______
L _______
D _______
S _______

Thursday

WORKOUT
TYPE:

DURATION:

H2O 🍶🍶🍶🍶🍶🍶🍶🍶

FOOD (FUEL)
B _______
L _______
D _______
S _______

Friday

WORKOUT
TYPE:

DURATION:

H2O 🍶🍶🍶🍶🍶🍶🍶🍶

FOOD (FUEL)
B _______
L _______
D _______
S _______

Saturday

WORKOUT
TYPE:

DURATION:

H2O 🍶🍶🍶🍶🍶🍶🍶🍶

FOOD (FUEL)
B _______
L _______
D _______
S _______

Sunday

WORKOUT
TYPE:

DURATION:

H2O 🍶🍶🍶🍶🍶🍶🍶🍶

FOOD (FUEL)
B _______
L _______
D _______
S _______

Weekly Health Goals

1. _______
2. _______
3. _______
4. _______
5. _______

WEEK OF: / /

Monday

WORKOUT
TYPE:

DURATION:

H2O

FOOD (FUEL)
B
L
D
S

Tuesday

WORKOUT
TYPE:

DURATION:

H2O

FOOD (FUEL)
B
L
D
S

Wednesday

WORKOUT
TYPE:

DURATION:

H2O

FOOD (FUEL)
B
L
D
S

Thursday

WORKOUT
TYPE:

DURATION:

H2O

FOOD (FUEL)
B
L
D
S

Friday

WORKOUT
TYPE:

DURATION:

H2O

FOOD (FUEL)
B
L
D
S

Saturday

WORKOUT
TYPE:

DURATION:

H2O

FOOD (FUEL)
B
L
D
S

Sunday

WORKOUT
TYPE:

DURATION:

H2O

FOOD (FUEL)
B
L
D
S

Weekly Health Goals

1.
2.
3.
4.
5.

You've got this
FITNESS TRACKER

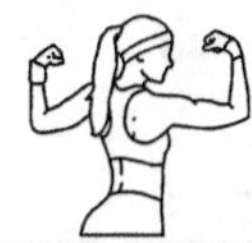

WEEK OF: / /

Monday

WORKOUT

TYPE:

DURATION:

H2O

FOOD (FUEL)

B ______
L ______
D ______
S ______

Tuesday

WORKOUT

TYPE:

DURATION:

H2O

FOOD (FUEL)

B ______
L ______
D ______
S ______

Wednesday

WORKOUT

TYPE:

DURATION:

H2O

FOOD (FUEL)

B ______
L ______
D ______
S ______

Thursday

WORKOUT

TYPE:

DURATION:

H2O

FOOD (FUEL)

B ______
L ______
D ______
S ______

Friday

WORKOUT

TYPE:

DURATION:

H2O

FOOD (FUEL)

B ______
L ______
D ______
S ______

Saturday

WORKOUT

TYPE:

DURATION:

H2O

FOOD (FUEL)

B ______
L ______
D ______
S ______

Sunday

WORKOUT

TYPE:

DURATION:

H2O

FOOD (FUEL)

B ______
L ______
D ______
S ______

Weekly Health Goals

1. ______
2. ______
3. ______
4. ______
5. ______

You've got this
FITNESS TRACKER

WEEK OF: / /

WORKOUT
TYPE:

DURATION:

H 2 0

FOOD (FUEL)
B _______
L _______
D _______
S _______

WORKOUT
TYPE:

DURATION:

H 2 0

FOOD (FUEL)
B _______
L _______
D _______
S _______

WORKOUT
TYPE:

DURATION:

H 2 0

FOOD (FUEL)
B _______
L _______
D _______
S _______

WORKOUT
TYPE:

DURATION:

H 2 0

FOOD (FUEL)
B _______
L _______
D _______
S _______

WORKOUT
TYPE:

DURATION:

H 2 0

FOOD (FUEL)
B _______
L _______
D _______
S _______

WORKOUT
TYPE:

DURATION:

H 2 0

FOOD (FUEL)
B _______
L _______
D _______
S _______

WORKOUT
TYPE:

DURATION:

H 2 0

FOOD (FUEL)
B _______
L _______
D _______
S _______

1. _______________
2. _______________
3. _______________
4. _______________
5. _______________

You've got this
FITNESS TRACKER

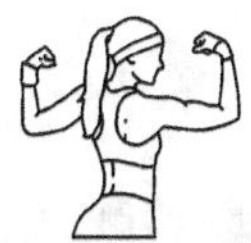

WEEK OF: / /

Monday

WORKOUT

TYPE:

DURATION:

H2O

FOOD (FUEL)

B ______

L ______

D ______

S ______

Tuesday

WORKOUT

TYPE:

DURATION:

H2O

FOOD (FUEL)

B ______

L ______

D ______

S ______

Wednesday

WORKOUT

TYPE:

DURATION:

H2O

FOOD (FUEL)

B ______

L ______

D ______

S ______

Thursday

WORKOUT

TYPE:

DURATION:

H2O

FOOD (FUEL)

B ______

L ______

D ______

S ______

Friday

WORKOUT

TYPE:

DURATION:

H2O

FOOD (FUEL)

B ______

L ______

D ______

S ______

Saturday

WORKOUT

TYPE:

DURATION:

H2O

FOOD (FUEL)

B ______

L ______

D ______

S ______

Sunday

WORKOUT

TYPE:

DURATION:

H2O

FOOD (FUEL)

B ______

L ______

D ______

S ______

Weekly Health Goals

1. ______
2. ______
3. ______
4. ______
5. ______

You've got this
FITNESS TRACKER

WEEK OF: / /

WORKOUT

TYPE:

DURATION:

H2O

FOOD (FUEL)

B _________

L _________

D _________

S _________

WORKOUT

TYPE:

DURATION:

H2O

FOOD (FUEL)

B _________

L _________

D _________

S _________

WORKOUT

TYPE:

DURATION:

H2O

FOOD (FUEL)

B _________

L _________

D _________

S _________

WORKOUT

TYPE:

DURATION:

H2O

FOOD (FUEL)

B _________

L _________

D _________

S _________

WORKOUT

TYPE:

DURATION:

H2O

FOOD (FUEL)

B _________

L _________

D _________

S _________

WORKOUT

TYPE:

DURATION:

H2O

FOOD (FUEL)

B _________

L _________

D _________

S _________

WORKOUT

TYPE:

DURATION:

H2O

FOOD (FUEL)

B _________

L _________

D _________

S _________

1. _________

2. _________

3. _________

4. _________

5. _________

You've got this
FITNESS TRACKER

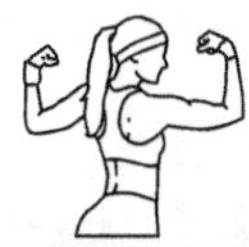

WEEK OF: / /

WORKOUT
TYPE:

DURATION:

H2O

FOOD (FUEL)
B
L
D
S

WORKOUT
TYPE:

DURATION:

H2O

FOOD (FUEL)
B
L
D
S

WORKOUT
TYPE:

DURATION:

H2O

FOOD (FUEL)
B
L
D
S

WORKOUT
TYPE:

DURATION:

H2O

FOOD (FUEL)
B
L
D
S

WORKOUT
TYPE:

DURATION:

H2O

FOOD (FUEL)
B
L
D
S

WORKOUT
TYPE:

DURATION:

H2O

FOOD (FUEL)
B
L
D
S

WORKOUT
TYPE:

DURATION:

H2O

FOOD (FUEL)
B
L
D
S

1.
2.
3.
4.
5.

You've got this
FITNESS TRACKER

WEEK OF: __ / __ / __

Monday

WORKOUT | **FOOD (FUEL)**

TYPE:

B ________________

L ________________

DURATION:

D ________________

H2O ⬦⬦⬦⬦⬦⬦⬦⬦

S ________________

Tuesday

WORKOUT | **FOOD (FUEL)**

TYPE:

B ________________

L ________________

DURATION:

D ________________

H2O ⬦⬦⬦⬦⬦⬦⬦⬦

S ________________

Wednesday

WORKOUT | **FOOD (FUEL)**

TYPE:

B ________________

L ________________

DURATION:

D ________________

H2O ⬦⬦⬦⬦⬦⬦⬦⬦

S ________________

Thursday

WORKOUT | **FOOD (FUEL)**

TYPE:

B ________________

L ________________

DURATION:

D ________________

H2O ⬦⬦⬦⬦⬦⬦⬦⬦

S ________________

Friday

WORKOUT | **FOOD (FUEL)**

TYPE:

B ________________

L ________________

DURATION:

D ________________

H2O ⬦⬦⬦⬦⬦⬦⬦⬦

S ________________

Saturday

WORKOUT | **FOOD (FUEL)**

TYPE:

B ________________

L ________________

DURATION:

D ________________

H2O ⬦⬦⬦⬦⬦⬦⬦⬦

S ________________

Sunday

WORKOUT | **FOOD (FUEL)**

TYPE:

B ________________

L ________________

DURATION:

D ________________

H2O ⬦⬦⬦⬦⬦⬦⬦⬦

S ________________

Weekly Health Goals

1. ________________________________

2. ________________________________

3. ________________________________

4. ________________________________

5. ________________________________

You've got this
FITNESS TRACKER

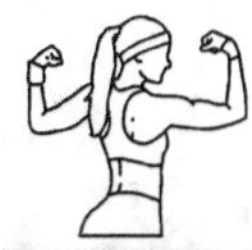

WEEK OF: / /

WORKOUT | FOOD (FUEL)

TYPE:

B_______________
L_______________

DURATION:

D_______________

H2O

S_______________

WORKOUT | FOOD (FUEL)

TYPE:

B_______________
L_______________

DURATION:

D_______________

H2O

S_______________

WORKOUT | FOOD (FUEL)

TYPE:

B_______________
L_______________

DURATION:

D_______________

H2O

S_______________

WORKOUT | FOOD (FUEL)

TYPE:

B_______________
L_______________

DURATION:

D_______________

H2O

S_______________

WORKOUT | FOOD (FUEL)

TYPE:

B_______________
L_______________

DURATION:

D_______________

H2O

S_______________

WORKOUT | FOOD (FUEL)

TYPE:

B_______________
L_______________

DURATION:

D_______________

H2O

S_______________

WORKOUT | FOOD (FUEL)

TYPE:

B_______________
L_______________

DURATION:

D_______________

H2O

S_______________

1. _______________
2. _______________
3. _______________
4. _______________
5. _______________

You've got this
FITNESS TRACKER

WEEK OF: / /

WORKOUT | FOOD (FUEL)

TYPE:

B ________
L ________

DURATION:

D ________

H2O

S ________

WORKOUT | FOOD (FUEL)

TYPE:

B ________
L ________

DURATION:

D ________

H2O

S ________

WORKOUT | FOOD (FUEL)

TYPE:

B ________
L ________

DURATION:

D ________

H2O

S ________

WORKOUT | FOOD (FUEL)

TYPE:

B ________
L ________

DURATION:

D ________

H2O

S ________

WORKOUT | FOOD (FUEL)

TYPE:

B ________
L ________

DURATION:

D ________

H2O

S ________

WORKOUT | FOOD (FUEL)

TYPE:

B ________
L ________

DURATION:

D ________

H2O

S ________

WORKOUT | FOOD (FUEL)

TYPE:

B ________
L ________

DURATION:

D ________

H2O

S ________

1. ________
2. ________
3. ________
4. ________
5. ________

You've got this
FITNESS TRACKER

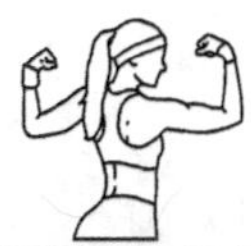

WEEK OF: /   /

Monday

WORKOUT
TYPE:

DURATION:

H2O

FOOD (FUEL)
B _______
L _______
D _______
S _______

Tuesday

WORKOUT
TYPE:

DURATION:

H2O

FOOD (FUEL)
B _______
L _______
D _______
S _______

Wednesday

WORKOUT
TYPE:

DURATION:

H2O

FOOD (FUEL)
B _______
L _______
D _______
S _______

Thursday

WORKOUT
TYPE:

DURATION:

H2O

FOOD (FUEL)
B _______
L _______
D _______
S _______

Friday

WORKOUT
TYPE:

DURATION:

H2O

FOOD (FUEL)
B _______
L _______
D _______
S _______

Saturday

WORKOUT
TYPE:

DURATION:

H2O

FOOD (FUEL)
B _______
L _______
D _______
S _______

Sunday

WORKOUT
TYPE:

DURATION:

H2O

FOOD (FUEL)
B _______
L _______
D _______
S _______

Weekly Health Goals

1. _______
2. _______
3. _______
4. _______
5. _______

You've got this
FITNESS TRACKER

WEEK OF: /   /

Monday

WORKOUT

TYPE:

DURATION:

H2O

FOOD (FUEL)

B _______________

L _______________

D _______________

S _______________

Tuesday

WORKOUT

TYPE:

DURATION:

H2O

FOOD (FUEL)

B _______________

L _______________

D _______________

S _______________

Wednesday

WORKOUT

TYPE:

DURATION:

H2O

FOOD (FUEL)

B _______________

L _______________

D _______________

S _______________

Thursday

WORKOUT

TYPE:

DURATION:

H2O

FOOD (FUEL)

B _______________

L _______________

D _______________

S _______________

Friday

WORKOUT

TYPE:

DURATION:

H2O

FOOD (FUEL)

B _______________

L _______________

D _______________

S _______________

Saturday

WORKOUT

TYPE:

DURATION:

H2O

FOOD (FUEL)

B _______________

L _______________

D _______________

S _______________

Sunday

WORKOUT

TYPE:

DURATION:

H2O

FOOD (FUEL)

B _______________

L _______________

D _______________

S _______________

Weekly Health Goals

1. _______________
2. _______________
3. _______________
4. _______________
5. _______________

You've got this
FITNESS TRACKER

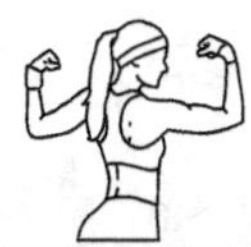

WEEK OF: / /

WORKOUT
TYPE:

DURATION:

H2O

FOOD (FUEL)
B
L
D
S

WORKOUT
TYPE:

DURATION:

H2O

FOOD (FUEL)
B
L
D
S

WORKOUT
TYPE:

DURATION:

H2O

FOOD (FUEL)
B
L
D
S

WORKOUT
TYPE:

DURATION:

H2O

FOOD (FUEL)
B
L
D
S

WORKOUT
TYPE:

DURATION:

H2O

FOOD (FUEL)
B
L
D
S

WORKOUT
TYPE:

DURATION:

H2O

FOOD (FUEL)
B
L
D
S

WORKOUT
TYPE:

DURATION:

H2O

FOOD (FUEL)
B
L
D
S

1.
2.
3.
4.
5.

You've got this
FITNESS TRACKER

WEEK OF: ___ / ___ / ___

WORKOUT
TYPE:

DURATION:

H2O

FOOD (FUEL)
B _______________
L _______________
D _______________
S _______________

WORKOUT
TYPE:

DURATION:

H2O

FOOD (FUEL)
B _______________
L _______________
D _______________
S _______________

WORKOUT
TYPE:

DURATION:

H2O

FOOD (FUEL)
B _______________
L _______________
D _______________
S _______________

WORKOUT
TYPE:

DURATION:

H2O

FOOD (FUEL)
B _______________
L _______________
D _______________
S _______________

WORKOUT
TYPE:

DURATION:

H2O

FOOD (FUEL)
B _______________
L _______________
D _______________
S _______________

WORKOUT
TYPE:

DURATION:

H2O

FOOD (FUEL)
B _______________
L _______________
D _______________
S _______________

WORKOUT
TYPE:

DURATION:

H2O

FOOD (FUEL)
B _______________
L _______________
D _______________
S _______________

1. _______________
2. _______________
3. _______________
4. _______________
5. _______________

You've got this
FITNESS TRACKER

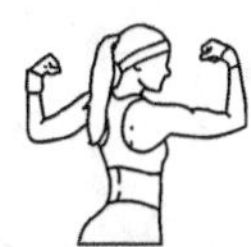

WEEK OF: / /

Monday

WORKOUT

TYPE:

DURATION:

H2O

FOOD (FUEL)

B _______________

L _______________

D _______________

S _______________

Tuesday

WORKOUT

TYPE:

DURATION:

H2O

FOOD (FUEL)

B _______________

L _______________

D _______________

S _______________

Wednesday

WORKOUT

TYPE:

DURATION:

H2O

FOOD (FUEL)

B _______________

L _______________

D _______________

S _______________

Thursday

WORKOUT

TYPE:

DURATION:

H2O

FOOD (FUEL)

B _______________

L _______________

D _______________

S _______________

Friday

WORKOUT

TYPE:

DURATION:

H2O

FOOD (FUEL)

B _______________

L _______________

D _______________

S _______________

Saturday

WORKOUT

TYPE:

DURATION:

H2O

FOOD (FUEL)

B _______________

L _______________

D _______________

S _______________

Sunday

WORKOUT

TYPE:

DURATION:

H2O

FOOD (FUEL)

B _______________

L _______________

D _______________

S _______________

Weekly Health Goals

1. _______________

2. _______________

3. _______________

4. _______________

5. _______________

You've got this
FITNESS TRACKER

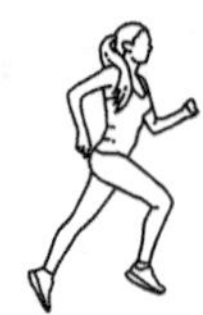

WEEK OF: _/_/_

WORKOUT

TYPE:

DURATION:

H2O

FOOD (FUEL)

B _______
L _______
D _______
S _______

WORKOUT

TYPE:

DURATION:

H2O

FOOD (FUEL)

B _______
L _______
D _______
S _______

WORKOUT

TYPE:

DURATION:

H2O

FOOD (FUEL)

B _______
L _______
D _______
S _______

WORKOUT

TYPE:

DURATION:

H2O

FOOD (FUEL)

B _______
L _______
D _______
S _______

WORKOUT

TYPE:

DURATION:

H2O

FOOD (FUEL)

B _______
L _______
D _______
S _______

WORKOUT

TYPE:

DURATION:

H2O

FOOD (FUEL)

B _______
L _______
D _______
S _______

WORKOUT

TYPE:

DURATION:

H2O

FOOD (FUEL)

B _______
L _______
D _______
S _______

1. _______________
2. _______________
3. _______________
4. _______________
5. _______________

Be stronger than

your excuses.

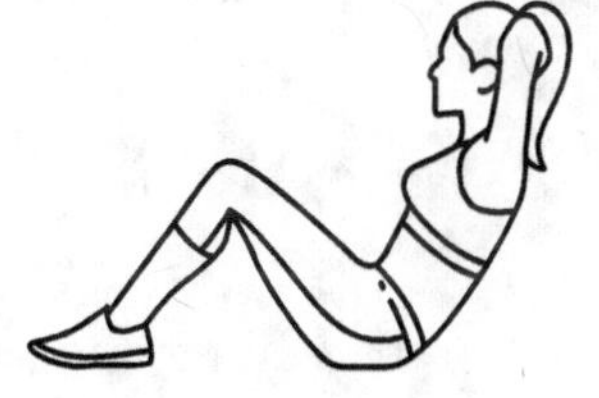